RÉFLEXIONS PRATIQUES

SUR

L'EXTRACTION DES DENTS

CHEZ LES

FEMMES ENCEINTES ET NOURRICES

SUR LEUR GÉNÉRATION CHEZ LES ENFANTS

ET SUR

LES SOINS ESSENTIELS POUR LES CONSERVER EN BON ÉTAT

PAR **Ed. VAUTIER**

Médecin-Dentiste de la Faculté de Paris,
ancien externe des hôpitaux, membre de plusieurs Sociétés médicales
et de bienfaisance,
trésorier de la Société médicale du 6e arrondissement,
dentiste du Bureau de bienfaisance
et des écoles communales.

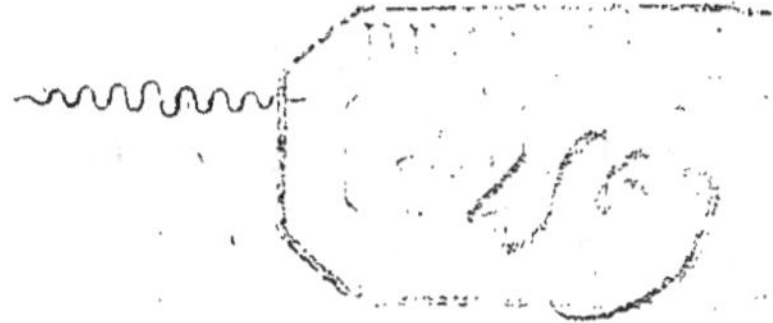

PARIS

IMPRIMERIE ET LITHOGRAPHIE DE A. WITTERSHEIM

RUE MONTMORENCY, N° 8.

1856

AVERTISSEMENT.

Le but que je me propose dans cet opuscule est d'exposer avec la plus grande simplicité les réflexions qu'ont fait naître chez moi les faits curieux de ma pratique.

Adonné sérieusement à un art que je considère comme bien précieux pour l'humanité, je m'adresse en même temps aux membres du Corps médical et aux gens du monde.

Cherchant avant toute chose à être utile, j'espère obtenir un peu de cette bienveillance qui, pour l'homme qui travaille avec zèle et conscience, est une récompense et un encouragement.

De l'extraction des dents chez les femmes enceintes et chez les nourrices.

Il y a dans le monde, à cet égard, un fâcheux préjugé que je viens combattre.

Lorsqu'une femme enceinte ou nourrice est prise de douleurs de dents, elle se résout généralement à endurer son mal, dans la crainte mal fondée que la moindre opération ne provoque ou l'avortement, ou la suppression du lait.

Je suis d'un avis diamétralement opposé et soutiens que les souffrances dentaires ou les insomnies qu'elles entraînent sont bien plutôt faites pour provoquer les accidents que les femmes cherchent à éviter. L'extraction d'une dent, lorsqu'elle est faite par une main exercée, n'est pas une opération à craindre ; le danger qu'on court dans cette occasion ne peut être mis en parallèle avec celui auquel s'expose la femme timorée qui se condamne à souffrir des tourments dont elle ne peut prévoir la fin, ni calculer les suites.

Les observations de mon père, qui, comme moi, était dentiste, et les miennes propres, ne nous ont jamais fait reconnaître le moindre inconvénient à extraire les dents douloureuses en ces occasions. Au contraire, nous nous sommes convaincus par l'expérience qu'on pouvait faire cette opération sans craindre aucune suite fâcheuse. Les douleurs les plus aiguës, des fluxions déjà très-caractérisées ont disparu comme par enchantement lorsque la dent affectée a été extraite, et jamais nous n'avons aperçu aucun trouble capable de nuire à la mère ou à l'enfant. Je pourrais citer de nombreuses observations, je me contenterai d'en rapporter quelques-unes qui ont été faites aux diverses époques de la grossesse.

PREMIÈRE OBSERVATION.

Dans le mois de janvier 1853, je fus appelé par Mme V.; elle était enceinte de quatre mois et souffrait depuis huit jours d'un mal de dent très-aigu. J'examinai sa bouche, et la cause du mal me parut exister dans la première grosse molaire du côté gauche, qui était atteinte d'une large carie humide. Bien persuadé qu'il n'y avait point d'autres moyens pour procurer du soulagement que l'extraction, je décidai l'opération; cette dame s'y résolut quoique à regret, et elle m'avoua à l'instant qu'elle n'avait ressenti aucun trouble intérieur.

DEUXIÈME OBSERVATION.

A la même époque je fus appelé par Mme G.; enceinte de sept mois; elle était tourmentée depuis longtemps par des douleurs tellement vives, que depuis huit jours elle n'avait pu goûter un seul instant de repos; j'examinai la bouche, et je reconnus que le siége du mal se trouvait exister dans la canine gauche du maxillaire supérieur; elle me dit avoir fait le plus grand usage des spiritueux et des différents moyens pour se procurer un peu de calme; mais que l'inutilité de tous ces moyens l'avait déterminée à me faire appeler. Elle craignait, je la sollicitai pendant longtemps pour qu'elle consentît à se laisser opérer. Après lui avoir fait entrevoir combien son erreur était funeste, je la décidai à l'opération. L'extraction fut faite sans aucun inconvénient, malgré l'appréhension de la malade ; j'eus la satisfaction de réussir, et la patiente reconnut bientôt qu'elle n'avait plus aucun sujet de crainte.

TROISIÈME OBSERVATION.

Au mois de septembre de la même année, je fus appelé par Mme B., enceinte de huit mois ; elle souffrait depuis plusieurs jours d'un violent mal de dent ; examen fait, je reconnus que la dernière molaire gauche du maxillaire inférieur était affectée de carie ; je décidai l'opération comme étant l'unique remède qui pût lui procurer du soulagement ; je la fis et elle fut suivie du plus heureux résultat.

QUATRIÈME OBSERVATION.

Mme Th. me fit appeler pour me demander quelques remèdes propres à calmer ses douleurs. La dent malade était une grosse molaire supérieure. L'ayant examinée scrupuleusement avec la sonde, je me convainquis que l'extraction était le seul remède à lui procurer quelque tranquillité ; mais Mme Th. me répondit qu'elle était enceinte et qu'elle se garderait bien de se laisser opérer. Je cherchai en vain à la décider ; mes raisons ne firent aucune impression sur son esprit.

Lorsque je me fus retiré, elle fit usage de spiritueux, de créosote, qui, loin de diminuer les douleurs, les augmentèrent. La vertu irritante de ces médicaments causa une inflammation et une écorchure. Comme pendant un mois consécutif elle ne prit pas de repos ni de nourriture au milieu des tourments qu'elle endurait, elle fit une fausse couche. Les douleurs ne cessèrent pas, et, vaincue par la souffrance, elle se décida enfin à l'extraction, que je fis le quatrième jour après l'accident.

La guérison suivit de près l'opération.

J'ai obtenu les mêmes résultats chez des nourrices imbues du même préjugé et auxquelles les douleurs, l'irritation et le gonflement des gencives avaient causé des accidents graves, puisqu'ils avaient presque tari le lait. L'opération pratiquée a fait disparaître tous ces symptômes dangereux, rappelé le calme et ramené un sommeil tranquille, qui a contribué à l'entier rétablissement de la sécrétion laiteuse.

Je pourrais rapporter un grand nombre d'observations à ce sujet; je me borne à la suivante :

CINQUIÈME OBSERVATION.

Dans le mois de juillet de l'année dernière, M. D., habitant Compiègne, me fit appeler pour sa femme.

Les douleurs que cette dame éprouvait (et qui étaient occasionnées par la carie d'une dent de sagesse supérieure) étaient tellement intenses qu'elles avaient complétement altéré sa santé ; son enfant ne suçait qu'une nourriture mal élaborée, se ressentait de l'affection de sa mère. Je cherchai à lui persuader qu'il n'y avait d'autre remède que l'extraction ; je la fis, et le rétablissement de la mère et de l'enfant suivit de près l'opération. Les ayant visités l'un et l'autre quelques jours après, je les trouvai dans un état qui annonçait une parfaite guérison.

Que pourra-t-on m'objecter en faveur du préjugé que je combats? Dira-t-on que ce qui n'est pas arrivé une fois n'est cependant pas impossible ? que la crainte ou la douleur peut produire, dans quelques sujets plus sensibles que les autres, une commotion capable d'occasionner l'avortement ou la rétropulsion du lait? que cette possibilité est une raison suffisante pour empêcher une personne prudente de s'exposer à un pareil danger?

C'est opposer à des observations positives un raisonnèment hypothétique. Il n'existe point de faits prouvant que l'extraction, lorsqu'elle est pratiquée avec précaution, ait causé aucun accident de cette nature. Il est au contraire certain que le danger qu'on court en laissant subsister la cause du mal est plus grand qu'avec l'opération. J'ai vu par expérience que lorsque le mal se prolonge (ce qui arrive nécessairement lorsque la dent est affectée de carie), il en résulte bien souvent des accidents funestes.

Des soins à donner aux dents.

Les femmes enceintes, et les nourrices particulièrement, devraient veiller à la propreté de leur bouche. Les dents destinées par leur nature à broyer les aliments et les préparer pour la digestion ne peuvent s'acquitter de leurs fonctions que d'une manière imparfaite quand elles sont viciées. Il ne parvient alors à l'estomac que des aliments incomplétement triturés et peu propres à former de bon chyle. De là peut naître une altération de toutes les humeurs de l'économie. On l'attribue souvent à des causes tout à fait étrangères, tandis qu'on devrait en chercher la source dans l'impureté de la bouche. J'engagerai donc toujours les femmes à entretenir la bouche dans un état de propreté continuel en les faisant visiter de temps en temps par un dentiste, pour en faire enlever le tartre qui ronge les gencives, les alvéoles et infecte la salive. Lorsqu'il s'agit d'arrêter les progrès de la carie, suite nécessaire d'une négligence blâmable; lorsqu'on sépare, qu'on cautérise, qu'on plombe les dents, qu'on dégage les gencives, toutes ces opérations ne sont ni douloureuses ni effrayantes; on n'a jamais vu qu'elles portassent de grands troubles dans l'économie animale.

Voici des exemples qui doivent beaucoup engager à ne pas négliger les soins de la bouche.

Il y a quelque temps, une dame de la province me fut adressée; elle portait à la joue gauche un emplâtre qui recouvrait trois trous fistuleux très-rapprochés; on l'avait traitée pendant deux ans sans lui procurer de soulagement. Après avoir enlevé l'appareil et examiné la direction de la fistule, je soupçonnai qu'elle pouvait être entretenue par la carie de quelques dents. Je l'interrogeai : les réponses qu'elle me fit m'apprirent que la fistule était survenue à la suite d'une forte fluxion; l'examen de la bouche me confirma dans ma première idée. Je lui enlevai trois racines de la grosse molaire à laquelle les trois trous fistuleux correspondaient.

En faisant usage de la sonde, je découvris que le rebord alvéolaire était affecté de carie et vacillait. J'enlevai avec des pinces la partie viciée, je fis rincer la bouche avec un gargarisme astringent, que je fis continuer pendant quelque temps. Au bout d'un mois, j'eus la satisfaction de voir cette malade parfaitement guérie.

Monsieur le docteur Fleury m'adressa, il y a quelque temps, une dame qui portait depuis dix-huit mois une fistule à la joue droite, qui avait pour origine la carie de la seconde grosse molaire; je la décidai à l'opération, et en quinze jours la malade fut radicalement guérie.

Concluons de ces deux exemples que les personnes atteintes d'accidents analogues à ceux que je viens de signaler, ne doivent jamais hésiter un instant à réclamer les soins d'un dentiste habile et consciencieux, pourvu surtout des connaissances médicales indispensables. Dans ces cas délicats, l'intervention d'un charlatan ignorant pourrait amener de fâcheux mécomptes.

Les diverses phases de la grossesse sont des moments vraiment critiques pour le maintien de l'intégrité des dents. C'est alors que toute femme prudente doit avoir recours à la surveillance d'un dentiste; c'est alors en effet qu'on voit souvent se développer un principe de carie imperceptible à ceux qui ne sont pas de la profession; cette carie, légère en apparence, dévore la dent en peu de temps et attaque les autres, et si on n'y apporte un prompt remède, on ne tarde pas à être victime de cette négligence.

Je le dis à regret, je me vois souvent forcé d'enlever des dents qu'on aurait pu conserver facilement dans le principe, si on eût arrêté la carie dès sa naissance.

Tels sont les soins de propreté, ou mieux les précautions journalières que réclame la conservation des dents; ils sont simples, comme on voit, et d'une facile exécution, et s'ils semblent assujettissants, c'est qu'en général on ne sent que trop tard l'importance des avantages qu'ils procurent.

De l'orthodontosie.

On entend par orthodontosie cette partie de l'art dentaire qui s'occupe des difformités congéniales ou accidentelles de la bouche. Quelque soin qu'on ait pris de surveiller de bonne heure l'arrangement des dents secondaires, il arrive cependant assez souvent que quelques-unes d'entre elles persistent à se développer dans une mauvaise direction et présentent même quelquefois des irrégularités fort bizarres. C'est ainsi qu'on voit dans quelques cas le bord latéral d'une dent regardant les lèvres, dans d'autres la face antérieure est devenue postérieure, etc.

Parmi ces difformités, une des plus fréquentes est la saillie en avant d'une des dents quelconques, et la tendance qu'a son extrémité à se porter vers le fond de la bouche : ce qu'on appelle communément obliquité antérieure et postérieure.

On croit assez généralement qu'on ne peut point corriger les écarts de la nature ; cependant on peut les prévenir à l'époque de la seconde dentition. Il faut avoir à ce moment une attention particulière si on veut prévenir ces accidents ; c'est souvent de ce soin et de cette vigilance que dépendent la bonne constitution et la durée des dents définitives.

L'art du dentiste offre une multitude de ressources pour obvier à ces divers inconvénients ; mais il est évident qu'il faut avoir recours à ces moyens le plus promptement possible, car les difficultés qu'on éprouve à corriger la direction vicieuse d'une dent augmentent nécessairement d'autant plus qu'elle acquiert davantage de solidité.

Il faut quelquefois avoir recours à de petites opérations que la main sage du praticien sait pratiquer à temps et avec précaution. Comme le raisonnement persuade moins que les faits, je vais citer quelques observations.

PREMIÈRE OBSERVATION.

Dans l'année 1854, M. de B. vint me consulter pour son fils âgé de 10 ans. Cet enfant avait la glande incisive droite de la mâchoire supérieure entièrement penchée vers le palais ; au moyen d'un petit appareil fort simple que je fis établir (et qui consiste dans un plan incliné, voyez *fig.* n° 1, sur lequel on force la dent oblique à porter par son extrémité tranchante, de telle sorte que dans tous les mouvements masticateurs ou autres, elle tend à se porter en avant), je la redressai et la mis au niveau des autres. Dans quinze jours elle fut solide et stable dans sa nouvelle position.

DEUXIÈME OBSERVATION.

La même année je fus appelé chez madame la comtesse de L., pour examiner la bouche de sa petite fille, alors âgée de 10 ans. Cette jeune personne avait les deux incisives entièrement inclinées vers le palais. J'employai les mêmes moyens que dans l'observation précédente (voyez *fig.* 2), et je parvins dans un très-court espace de temps à les ramener dans leur position naturelle.

TROISIÈME OBSERVATION.

M. Paul m'amena son fils âgé de 13 ans. Il avait les deux incisives supérieures tellement déviées et déjetées en avant, que la lèvre en était soulevée. Je demandai deux mois pour leur rendre leur véritable direction et les consolider. Au terme prescrit, les deux dents eurent leur position naturelle.

Voici les moyens que j'emploie pour l'obliquité antérieure. J'établis un cercle d'or en forme de fer à cheval placé à la partie postérieure et s'adaptant exactement aux anfractuosités que présentent les dents, excepté cependant à l'endroit des dents que je cherche à corriger, où je laisse subsister un espace.

Maintenant, à chaque dent sur laquelle je veux agir, je passe une anse de fil qui sert de ressort actif en allant prendre son point d'appui sur la partie centrale du ressort. Les deux actions réunies, l'élasticité du cercle d'une part et les tractions des fils de soie de l'autre, ont une puissance telle, que si l'on ne cessait pas à temps, on tomberait dans l'excès contraire à celui que l'on veut corriger.

QUATRIÈME OBSERVATION.

Une jeune personne âgée de 15 ans me fut adressée par un professeur de l'école de médecine de Strasbourg, M. Rigaud. Elle portait une dentition en très-mauvais état, non-seulement par la disposition vicieuse des dents, mais encore par l'altération profonde des gencives qui étaient ulcérées.

Les dents étaient entièrement resserrées. L'obstacle qu'elles se faisaient naturellement dans le sens de leur accroissement les avait déviées les unes en dedans, les autres en dehors.

Ce resserrement semblait rendre inutile tous les moyens propres à les redresser. J'osai cependant, sur les instances réitérées de la mère, essayer, et je n'eus pas lieu de m'en repentir, car en faisant usage d'un appareil à peu près semblable à celui que je viens de décrire (*fig.* 5), je vins à bout,

en l'espace de quelques mois, de les mettre dans le plus bel
état possible.

En constatant ainsi les effets de l'art, je fus convaincu
qu'on pouvait remédier aux écarts de la nature. Les soins
qu'exigent l'arrangement des dents, ou même l'entretien de
la bouche chez les enfants, ne sont pour la plupart que d'une
facile exécution, puisqu'ils consistent le plus ordinairement
à observer la marche qu'affecte la nature, et à détruire les
obstacles qui pourraient la forcer de dévier de sa marche ha-
bituelle. Cette considération doit être un mobile puissant
pour vaincre l'insouciance de quelques parents, qui malheu-
reusement méconnaissent l'importance de ces soins bien
simples. Cependant, qu'ils écoutent un peu plus leur ten-
dresse, et bientôt nous cesserons d'être affligés du pénible
spectacle que nous offre un si grand nombre d'enfants dont
la bouche porte l'empreinte d'une destruction prématurée
qui ne devrait être que le résultat des années.

Paris. — Imprimerie de Wittersheim, rue Montmorency, 8.